A PROPOS D'UN CAS

DE

COMPLICATIONS ENDOCRANIENNES

CONSÉCUTIVES A

UNE OTITE MOYENNE SUPPURÉE

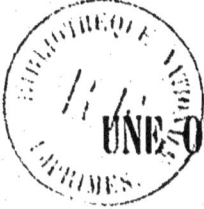

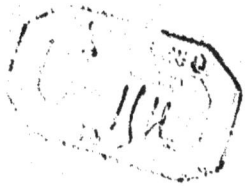

PAR

René MOURET

DOCTEUR EN MÉDECINE

EX-INTERNE DES HÔPITAUX DE NIMES (CONCOURS 1903)
ANCIEN RÉPÉTITEUR DU COURS D'ACCOUCHEMENTS A LA MATERNITÉ DU GARD

« Fais ce que veulx. »
RABELAIS.

MONTPELLIER

IMPRIMERIE Gustave FIRMIN, MONTANE et SICARDI

Rue Ferdinand-Fabre et quai du Verdanson

1903

A PROPOS D'UN CAS

DE

COMPLICATIONS ENDOCRANIENNES

CONSÉCUTIVES A

UNE OTITE MOYENNE SUPPURÉE

PAR

René MOURET

DOCTEUR EN MÉDECINE

« Fais ce que veux. »
RABELAIS.

MONTPELLIER
IMPRIMERIE Gustave FIRMIN, MONTANE et SICARDI
Rue Ferdinand-Fabre et quai du Verdanson
—
1903

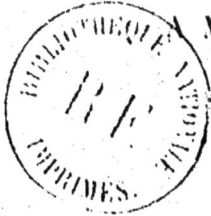

A MON PÈRE

A MA MÈRE

Je leur dois tout.

A MA GRAND-MÈRE

A MA SOEUR

A MES AMIS
ET CAMARADES D'INTERNAT

R. MOURET.

A MON PRÉSIDENT DE THÈSE

MONSIEUR LE PROFESSEUR TÉDENAT

*C'est dans sa clinique que nous fîmes nos
premiers pas dans l'art médical.*

A MES MAITRES
DE LA FACULTÉ DE MONTPELLIER

A MES MAITRES
DES HOPITAUX DE NIMES

R. MOURET

A PROPOS D'UN CAS

DE

COMPLICATIONS ENDOCRANIENNES

CONSÉCUTIVES A

UNE OTITE MOYENNE SUPPURÉE

INTRODUCTION

Etant interne à l'Hôtel-Dieu de Nimes, nous avons eu l'occasion de voir récemment dans le service de notre maître, le docteur Reboul, un malade atteint d'une otorrhée ancienne et qui entrait dans le service avec le diagnostic de mastoïdite.

L'évolution de la maladie, les diverses complications qu'elle présenta, la difficulté du diagnostic de ces complications, les diverses opérations qu'il subit et qui n'empêchèrent pas le dénouement fatal de se produire, telles sont les multiples raisons qui nous décidèrent à faire de ce cas le sujet de notre thèse.

Nous n'avons certes pas l'intention de faire œuvre nouvelle, ni de traiter toutes les complications endocrâniennes de l'otite moyenne, d'en faire une revue générale ; nos prétentions sont plus modestes, notre expérience ne nous permet pas d'aborder un sujet d'une telle envergure ; nous nous contentons de rapporter un cas nouveau qui vient s'ajouter à bien d'autres, mais qui cependant présente quelques particularités que nous signalerons dans le courant de ce travail et que nous discuterons.

On pourra nous reprocher de n'avoir qu'une observation à citer, mais elle a au moins le mérite d'être personnelle.

Et voici quel sera notre plan :

Nous rapporterons d'abord notre observation qui est la base de notre travail.

Puis nous donnerons quelques considérations générales, nous ferons ressortir les diverses particularités qu'a présentées notre cas et enfin nous étudierons ces particularités en détail, en passant en revue successivement :

L'Etiologie et la pathogénie, les symptômes et l'évolution, le diagnostic.

Et le pronostic, en essayant de montrer la valeur de la ponction lombaire et les renseignements qu'on peut tirer du cytodiagnostic, et enfin, nous indiquerons quel est le traitement qui, à notre avis, doit être employé dans ces cas-là.

Mais avant d'aborder l'exposé de ce travail, nous n'oublierons pas que nous avons un devoir à remplir, celui de remercier tous ceux à qui nous devons le peu de science que nous possédons.

A nos maîtres de la Faculté de Médecine de Montpellier, nous sommes heureux de dire merci pour leurs savantes leçons. Que M. le Professeur Carrieu accepte l'hommage de notre vive gratitude pour tous les conseils qu'il nous donna.

MM. les professeurs agrégés Ardin-Delteil, Soubeyran et M. le docteur Pagès, ont droit à nos remerciements. Ils furent pour nous des maîtres savants et patients et nous nous souviendrons toujours de leurs conférences empreintes de la plus franche cordialité.

Nous eûmes la bonne fortune de terminer nos études comme interne dans les hôpitaux de Nimes. Durant 2 ans, nous avons été successivement l'interne des docteurs Reboul, Lassalle, Mazel et Gauch : nous nous souviendrons des excellents conseils qu'ils nous ont donnés. C'est à eux que nous sommes redevables de notre faible expérience.

Mais nous n'avons garde d'oublier la sympathie que nous ont témoignée tout particulièrement les docteurs Reboul et Lassalle et l'initiative qu'ils nous ont laissé prendre dans leur service. C'est grâce à eux que nous avons pu terminer notre internat, bien que en butte aux tracasseries d'une administration à l'esprit étroit et mesquin, qui a cherché à domestiquer le corps médical par des procédés inqualifiables.

Enfin, merci à tous ceux qui voulurent bien nous témoigner leur amitié, qui furent pour nous des compagnons fidèles pendant tout le cours de nos études, tant à Montpellier qu'à Nimes.

C'est ce souvenir qui atténuera le regret que nous avons de quitter cette vie d'interne qui fut pour nous si agréable.

Observation Inédite

Inédite. — Recueillie dans le service du Dr Reboul

O. Gustave, 25 ans, né à Codognan, demeurant à Aimargues (Gard), entré le 19 juin 1905, Salle Saint-Charles, n° 19. Se plaint de douleurs d'oreilles, douleurs qui vont s'irradiant à toute la moitié gauche de la tête.

Antécédents héréditaires. — Père mort, il y a 15 ans, phtisique ; nièce morte suite de couches il y a 24 ans.

Antécédents personnels. — Rien à signaler. Constitution faible ; étant jeune, ses oreilles ont coulé.

Depuis le mois d'avril, souffre de la tête. Un docteur qu'il va consulter lui fait appliquer une mouche de Milan. Les douleurs vont s'exacerbant, il a des crises, il crie. C'est alors qu'un second médecin lui conseille d'entrer à l'hôpital.

A son entrée à l'hôpital, le malade présente un écoulement de pus par les oreilles, il a de l'insomnie ; du côté gauche de la douleur spontanée et à la pression en arrière de l'oreille gauche ; enfin, on constate de l'œdème de la région tempo-ariculaire avec rougeur.

La température est à 37°2, le pouls à 70. Lavages d'oreilles, pansement humide sur la région. Le 20, la température s'élève le soir à 38°2, le pouls est à 80.

Le 21, la température s'abaisse, les choses paraissent s'arranger, mais le 22, on note 39° le soir. L'état général s'altère, le malade souffre davantage. On se décide à intervenir. Le docteur Fabre, chirurgien-adjoint, remplaçant le docteur

Reboul absent, pratique sous anésthésie mixte (début au chlorure d'éthyle, terminaison au chloroforme) l'incision classique en arrière de l'oreille gauche. Un flot de pus verdâtre s'échappe. On trouve le périoste décollé, l'os dénudé. La collection s'étend en avant jusqu'à l'apophyse orbitaire externe, en arrière jusqu'à la protubérance occipitale externe ; en haut jusqu'à la suture sagittale.

La mastoïde présente un piqueté hémorragique. Le docteur Fabre fait une contre-ouverture au niveau de la protubérance occipitale externe et met un drain. Pansement humide à l'eau oxygénée, après lavage de la cavité.

La température tombe le soir à 37°, le malade se déclare soulagé, et tout paraît fini, quand le 23 au matin le thermomètre marque 40°3 : en même temps douleur très vive en arrière de l'oreille.

Le soir et les jours suivants, l'état général s'améliore, la douleur paraît se calmer un peu. Mais, le 27, l'état persistant et la température se maintenant aux environs de 39° 39°5, le docteur Fabre se décide à intervenir. Il trépane l'apophyse mastoïde et tombe dans l'antre. On ne trouve pas de pus. On met une mèche de gaze.

Le 28, 40°5. Douleur atroce, le malade crie, s'agite, présente du strabisme : ne peut uriner. On trouve 28 respirations à la minute. La respiration est irrégulière, superficielle (Cheynes Stockes.) Le pouls est irrégulier 84-100. Le ventre est excavé. Mais pas de vomissements, pas de constipation, un peu de raideur de la nuque.

Devant cet état, on défait le pansement, mais on ne trouve pas de pus.

Pensant à une complication endo crânienne, probablement à un abcès du cerveau, nous faisons appeler le docteur Reboul, qui confirme notre diagnostic. On fait prévenir la famille, qui accorde l'autorisation.

Le 29, 37°8. L'état général est le même que la veille. Le malade est dans un état de demi-prostration. Ce n'est que lorsqu'on le secoue, qu'il répond. On note l'existence d'un point douloureux un peu au-dessus et en arrière de l'oreille.

Le docteur Reboul fait deux incisions, l'une semi circulaire rétro-auriculaire, l'autre perpendiculaire à la première, ce qui donne 2 lambeaux. On trouve une goutte de pus dans la cavité déjà créée, en avant vers le conduit auditif externe.

On abat cette paroi antérieure et on tombe dans l'oreille moyenne remplie de fongosités qu'on curette. On avance ainsi en plein rocher à une distance d'environ 2 cent. 5.

En bas et en arrière de la cavité de la trépanation, on découvre le sinus latéral qui baigne dans le pus. On dégage la paroi osseuse superficielle du sinus.

Enfin en haut, on voit une goutte de pus sourdre d'une petite cavité. Avec l'aide du ciseau, du maillet et de la pince coupante, on fait sauter l'os au niveau de la scissure squamo-spariétale, et on tombe dans la cavité crânienne au-dessus et en arrière du conduit auditif externe, dans l'étage moyen de cette cavité crânienne. Et soulevant la dure-mère, on fait sortir une cuiller à café de pus verdâtre, bien lié. La dure-mère est animée de pulsations. On met là un drain en caoutchouc entre l'os et la dure-mère, tandis qu'on introduit dans l'oreille et dans les cavités de trépanation des mèches de gaze imbibées d'eau oxygénée.

3 points de suture au crin sur le cuir chevelu ; pansement compressif ; durée de l'intervention 1 h. 10. Anesthésie mixte, chlorure d'éthyle et chloroforme faite par notre camarade Bonifas.

Serum 250 cent. cubes.

Le soir, T. 38°1 ; P. 112 ; R. 28.

Le strabisme disparaît, le malade s'agite moins, il ne peut uriner et nous sommes obligés de le sonder.

Juin	19	20	21	22	23	24	25	26	27	28	29	30	Juillet 1	2	3	4	5	6	7	8	9	10	11	12	13
Jours de maladie	1	2	3	4	5	6	7	8	9	10	11	12	13	14	15	16	17	18	19	20	21	22	23	24	25

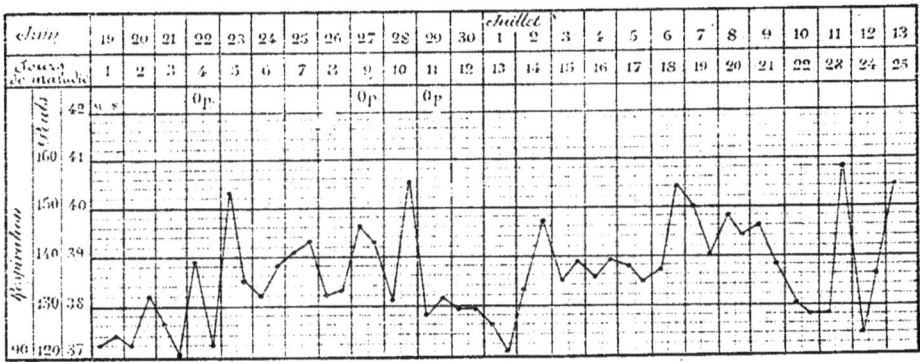

Le 30, T. 37°8 ; P. 112 petit ; R. 44.

Le Cheynes Stockes persiste. Le ventre en bâteau, langue sèche, blanche, rouge à la pointe et sur les bords.

Le soir, T. 37°9 ; P. 112.

Il urine seul, on ordonne un lavement pour le faire aller du corps, on fait 600 grammes de sérum dans la journée et 0 gr. 25 de caféïne.

1er juillet. T. 37°6 ; P. 92 ; R. 36.

Pas d'inégalité pupillaire, signe de Kœrnig net ; le 2, 3 et 4, T. 39°8 ; P. 120 ; R. 50.

Le 5 on refait le pansement. Il y a du pus en assez grande quantité. Le malade parle spontanément. Il urine et va à la selle seul ; même traitement.

Le 6 juillet, 38°5-39°.

Le 7 au soir, 40°4 ; P. 120 ; R. 36.

A partir de ce moment, on fait le pansement tous les jours.

On note à partir du 10 de la déviation de la bouche vers la droite, de la parésie de la paupière gauche.

Éther, caféïne et sérum.

Le 11, la température s'abaisse à 37°8.

Le malade présente un amaigrissement extrême et qui a été très rapide, ponction lombaire, liquide assez abondant, transparent ; on retire 1 cent. cube 5.

Le 12 au soir, 40°8 ; R. 40 ; P. 160.

Le 13, 37°4, 38°7.

Le 14, 40°5. Mort.

Autopsie. — On trouve du pus dans les méninges, sur la face supéro-antérieure du rocher la dure-mère est décollée et sur la face convexe du cerveau cette nappe de pus est grande comme la paume de la main et recouvre de côté et d'autre le sillon de Rolando; de plus, en pleine substance cérébrale dans le lobe temporal on trouve un abcès qui est gros comme une grosse noix ; cet abcès ne présente pas de paroi limitante ; enfin, on trouve le ventricule gauche rempli de pus. De plus, le ventricule droit contient du pus. Enfin, on note de l'infiltration purulente sur la face supérieure droite du cervelet et une thrombose du sinus latéral gauche.

Un échantillon de pus a été prélevé et notre ami Cayla, qui voulut bien l'examiner, y a trouvé le streptocoque.

Observation II
(Poulsen)

Malade, 52 ans. Vieille otorrhée. Céphalalgie à droite, asymétrie faciale, vomissements, vertiges, pas de fièvre, démarche chancelante, tuméfaction de la région mastoïdienne.

Opération. — On trouve là une collection purulente sous-périostée. Ouverture de la mastoïde dont les cellules supérieures sont pleines de pus.

Écoulement de pus venant de l'étage moyen de la cavité crânienne. On arrive à travers la paroi supérieure de la caisse du tympan dans une cavité située entre la dure-mère et la surface intérieure du crâne. C'est donc un abcès extra-dural. Tamponnement, soulagement puis vomissement, céphalalgie, somnolence, alternant avec des périodes de bien-être ; température normale, pouls allant quelquefois à 52, œdème papillaire à droite.

Incision de la dure-mère, ponction intra-cérébrale, puis incision : abcès, drainage. Deux mois après, guérison.

Observation III
(Marie)

Douleurs, signes de mastoïdite suppurée, ouverture de l'abcès, cicatrisation rapide ; 4 mois plus tard surdité. L'intervention chirurgicale ne fait découvrir aucune lésion en foyer. Mort 3 heures après.

A l'autopsie on trouve un abcès situé dans la région moyenne du lobe temporal gauche.

Observation IV

(Hammeischlag)

Femme de 26 ans ; otorrhée datant de 8 ans, prise de nausées, vomissements, vertiges, céphalalgie, fièvre.

Opération. — Cholestéatome dans l'oreille moyenne ; quarante-huit heures après céphalalgie.

Opération. — Ablation du tegmen, abcès extra et intra-duremérien, ponction du lobe temporal en apparence normal, qui donne issue à une grande quantité de pus. Tamponnement à la gaze.

Guérison complète au bout de quatre mois.

Observation V

(Weirnelch)

Opération d'un abcès cérébral consécutif à une otite chronique. — Guérison (In deutsche Militärätzel Zeitsch, mai 1901, p. 280.

Douleur à la région temporale gauche, œdème, sensibilité à la pression : puis fluctuation.

Incision. — Les phénomènes morbides disparaissent, puis 10 jours après aggravation, délire, perte de connaissance, pupilles dilatées, réagissant peu ; on pense à un abcès cérébral.

Trépanation, abcès intra-cérébral.

Observation VI

Mastoïdite chronique avec abcès. Abcès cérébral méconnu. — Mort

(A Broca, Bull. de la Soc. anat., 1894, p. 561)

René Chevr..., âgé de treize ans et demi, est né de parents bien portants ; il a un frère en bonne santé, mais ses trois sœurs sont mortes en bas âge.

L'enfant a eu, à l'âge de 4 ans, une méningite (?), puis la rougeole. Il y a trois ans se déclarèrent dans l'oreille gauche des douleurs assez violentes, bientôt suivies d'otorrhée ; peu de jours après, survint un gonflement rétro-auriculaire qui, rapidement, acquit le volume d'une noix, fut traité par des applications de cataplasmes et finalement s'ouvrit spontanément. Au bout de six à sept jours, l'écoulement était tari, l'orifice se cicatrisait et les douleurs cessaient. Mais cinq à six mois plus tard, mêmes accidents, même abcès, même traitement, même résultat. Pendant six mois environ, tout sembla de nouveau aller bien ; puis, il y a deux ans, une rechute, toujours identique, eut lieu.

Depuis deux ans, l'enfant paraissait entièrement guéri, lorsqu'il y a quinze jours, survinrent de nouvelles douleurs, plus vives qu'aux crises précédentes, accompagnées de céphalalgie violente et d'insomnie complète ; il y a cinq jours, commença à la région mastoïdienne un gonflement qui grossit peu à peu.

Durant toutes ces périodes d'état ou de sommeil de la lésion mastoïdienne, l'oreille n'a jamais cessé de couler ; d'ailleurs, sauf des injections d'eau tiède, rien n'a été fait pour tarir cette suppuration.

A l'entrée, il existe à la région mastoïdienne, à la hauteur du conduit auditif, une tuméfaction fluctuante, grosse comme une petite noix ; à son sommet est une cicatrice. Le pavillon de l'oreille est un peu porté en avant, mais le sillon rétro-auriculaire n'est pas effacé ; pas d'empâtement des parties molles.

Le 14 janvier 1894, je fais une incision dans le pli rétro-auriculaire avec débridement transversal postérieur passant par la poche fluctuante. Un point dénudé, situé en arrière du méat et près de lui, est effondrée à la curette, et j'arrive ainsi dans l'antre, plein de fongosités et de pus. Je vois alors qu'il sort du pus par le canal de l'antre, qui est ouvert sur le protecteur de Stacke, et dans la caisse je trouve des fongosités, du pus caséeux et un reste de l'enclume. Après curettage, je fends longitudinalement le conduit membraneux complètement décollé et je l'étale en suturant ses angles aux deux bords de l'incision cutanée. Tamponnement à la gaze iodoformée. Au cours de cette opération, je n'ai trouvé, sur la paroi supérieure du canal de l'antre et de la caisse, aucun point friable sous la curette.

Un échantillon de pus a été prélevé, et M. Péron, interne des hôpitaux, y a trouvé le pneumocoque.

Le lendemain, 15 janvier, rien d'anormal dans l'état de l'opéré. T. m. 37°1 ; s. 38°1.

Le 16, la plaie est pansée. Elle est en très bon état : aucune réaction inflammatoire, pas de pus. T. m. 37°2 ; s. 39°.

Le 17, l'enfant a des vomissements. T. 38° ; s. 39°2.

Le 18, les vomissements sont fréquents, et de plus il existe par intervalles des douleurs de tête très aiguës. Rien d'anormal du côté de la plaie. T. 37°6 ; s. 38°.

Le 19, mêmes symptômes. En outre, vertiges fréquents pendant lesquels l'enfant croit tomber de son lit. T. m. 37°4 ; s. 38°2.

Les jours suivants, les symptômes ont été exactement les

mêmes, sauf que la fièvre tomba et que la température n'oscilla plus que de 37° à 37°7.

Le 25, dans la matinée, une syncope. Pouls à 46.

Le 26, les vomissements ont un peu diminué, mais il y a toujours des vertiges. Pouls à 54 avec quelques périodes irrégulières où il bat plus vite. Une syncope dans la matinée.

Le 27 matin, P. 48 ; le 29, P. 60.

Le 30, prostration ; le malade ne répond pas volontiers, il respire péniblement, la bouche ouverte ; langue sèche, dents fuligineuses, boutons d'herpès sur les lèvres ; pupille droite très dilatée.

Le 31, coma. Le pouls varie de 50 à 60 avec faux pas du cœur. T. 36°9. Dans la journée ascension thermique brusque jusqu'à 41°5 et mort une demi-heure après.

Autopsie. — Un abcès cérébral du volume d'un petit œuf de poule occupe le lobe temporo-sphénoïdal. Il est entouré d'une membrane violacée, de 2 millim. d'épaisseur environ, et contient un pus vert, visqueux très épais.

Tout autour de lui, la substance cérébrale est ferme et paraît saine, sauf en un point en arrière, où elle est un peu rouge et ramollie. A la face inférieure, la membrane limitante n'est séparée des méninges que par une couche corticale extrêmement mince, si bien qu'en un point elle est transparente. Il n'existe d'ailleurs en cet endroit aucune perforation.

Sur la face antéro-supérieure du rocher, exactement en regard de la face inférieure de l'abcès, il existe un point dénudé, large comme une pièce de 20 centimes, que recouvre la dure-mère décollée, présentant au centre une perforation large comme une tête d'épingle.

Il n'y a pas trace de méningite, ni de phlébite des sinus.

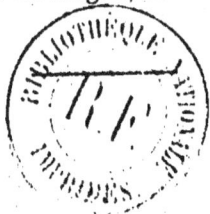

2

SYMPTÔMES

Les symptômes présentés par notre malade ont été assez vagues.

Nous pouvons, comme le font la plupart des auteurs qui se sont occupés de la question, ranger ces symptômes en trois grandes classes :

1° Symptômes indiquant la suppuration ;

2° Phénomènes dus à l'hypertension intra-crânienne ;

3° Symptômes de localisation.

Telle est la triade symptomatique.

Mais il ne faut pas croire que l'on doit chaque fois trouver réunis les signes que nous venons d'indiquer ; l'un d'eux peut fort bien faire défaut.

1° *La fièvre.* — Le seul caractère que revêt la courbe thermométrique de notre malade, c'est l'irrégularité. Elle est quelquefois élevée, on note des températures de 40° et au-delà, mais par contre la courbe s'abaisse parfois à 38° et même à 37°. En somme il ne s'agit là que de phénomènes qui tiennent à la suppuration et il est impossible de se baser sur ce seul symptôme pour faire le diagnostic d'une complication otitique. Le malade a de la fièvre, mais quoi d'étonnant à cela, puisqu'il a l'oreille qui suppure. D'autre part l'on sait que la fièvre peut fort bien faire défaut.

Puis après la formation de la collection sous-périostique,

la température s'élève, et ceci semblait bien indiquer qu'il y avait rétention de pus dans la mastoïde, d'autant plus que le malade accusait là un point douloureux très net.

Ce n'est qu'après l'ouverture du crâne, la mise à nu des méninges que la courbe devient plus irrégulière. Elle s'abaisse pendant 27 jours pour remonter ensuite. Ce n'était donc pas sur elle qu'il fallait se baser.

Mais à part le symptôme fièvre, on note encore, et ceci était très net chez notre malade, de l'affaissement, un état de stupeur. Le malade ne parle que quand on l'interroge un peu vivement. Pas d'appétit, constipation, langue sèche, tels sont encore les symptômes que l'on trouve.

2° Phénomènes dus à l'augmentation de la pression intercrânienne. — Une poche purulente située en pleine substance cérébrale, entraîne, par suite de son volume, de l'hypertension et il est bien évident que cette hypertension se manifestera au lit du malade par certains symptômes dont le plus important est une céphalalgie qui va aller en augmentant peu à peu pour arriver à un paroxysme tel que le malade se plaint dès que sa tête est en position basse, ce qui s'explique par l'augmentation de la pression résultant de cette position.

Quant à dire où siège exactement cette douleur, ceci est plus difficile : tantôt elle est localisée, tantôt elle est diffuse. Du reste, même quand elle est localisée, cette douleur ne donne pas de renseignements précis sur le siège de l'abcès.

Sur 21 cas Körner ne la trouve que 8 fois et 3 fois il y avait douleur frontale.

Dans un cas rapporté par Février (1) le point douloureux, situé au niveau de la première circonvolution temporale, ré-

_____

(1) Février. — *Brit. Med. journal,* 1888, t. 1, p. 530 et 636. Disc, p. 531, Trépanation par Horsley.

pondait aux signes fonctionnels que présentait le malade et qui étaient représentés par de l'aphasie, de la parésie bra- chio-faciale.

On note encore de la douleur à la pression sur le crâne, douleur qui siègerait au voisinage de l'abcès, mais ce signe n'a qu'une valeur relative puisque Hulke (1), se basant sur cela, a diagnostiqué un abcès du cervelet, alors qu'à une se- conde trépanation, il trouva un abcès situé dans le lobe tem- poral. De plus, puisqu'il y a suppuration de l'apophyse, il n'y a rien d'étonnant à ce qu'on détermine de la douleur dans cette région si on vient à y produire une pression.

Dans notre observation nous notons, d'accord en cela avec la plupart des auteurs, comme autre symptôme, du vertige. Le malade croit quelquefois tomber de son lit. Mais nous n'avons pas observé des vomissements, ni de ralentissement du pouls, qui sont des symptômes notés dans beaucoup d'observations. Le pouls de notre malade a toujours été rapide, puisqu'il n'est jamais tombé au-dessous de 88. C'é- tait plutôt un pouls de méningite, à cause de la rapidité et de son irrégularité.

Randall (2) a pu diagnostiquer, d'après les caractères du pouls, un abcès coexistant avec une méningite.

Enfin, citons encore comme autres symptômes les troubles psychiques. L'hébétude, l'affaissement intellectuel se notent souvent, quelquefois il y a de la perte de la mémoire, le ca- ractère peut se modifier.

Il faut signaler à côté de ces troubles fonctionnels des si- gnes physiques, qui sont l'inégalité pupillaire, qui peut être

(1) Hulke. — *Lancet*, London, 3 juillet 1886, t. II, p. 4, obs II.
(2) Randall. — Soc. otol. amér. 1899, d'après *Annal. des mal. de l'oreille et du larynx*, p. 915.

aussi bien un risque de méningite qu'un risque d'abcès cérébral, et à côté de ce premier risque la névrite optique. Mal-
heureusement la névrite optique se rencontre aussi bien dans
les méningites que dans les phlébites des sinus. Il est donc
inutile de se baser sur la constatation de la névrite pour faire
le diagnostic de l'abcès.

On se basera plutôt sur la marche des accidents, car si aucun signe en particulier n'a une grande valeur séméiolo-
gique, le groupement de signes du premier groupe qui ne
sont en somme que des signes de suppuration avec ceux du
deuxième groupe, qui sont des signes de tumeur cérébrale
nous amène à conclure, comme le dit fort bien Broca, qu'il y
a tumeur et qu'elle est constituée par du pus. Du reste, l'examen de l'oreille nous renseigne sur la cause de cet abcès.

Mais où siège cet abcès, c'est ce qui fait l'objet du para-
graphe suivant.

3° Symptômes de localisation. — Nous avons noté dans
notre cas quelques convulsions partielles qui se passaient
dans les membres du côté droit, c'est donc du côté opposé
à la lésion. Mais faut-il admettre avec Körner qu'il ne s'agit
là que de symptômes à distance, qui devraient être rappor-
tés à une lésion de la capsule interne.

Quelquefois même on trouve parmi ces symptômes de localisation des parésies ou des paralysies motrices, mais nous
n'en avons pu observer chez notre malade.

Rares aussi sont les paralysies sensorielles, l'hémianopsie,
qui sont cependant indiquées par Knapp (1) et Sahli (2). Les
auteurs signalent aussi comme autres symptômes la surdité,

_____

(1) Knapp. — *Trans. of the amer. otol. soc.* 1891, T. VI, p. 13.
(2) Sahli. — Observation publiée par Körner. *Arch. f. Ohrenk.*
1889-1890, T. XXIX, p. 123.

mais n'oublions pas que l'oreille est atteinte, sinon détruite, et que de plus quand il s'agit d'otorrhée chronique, l'oreille de l'autre côté est plus ou moins atteinte. Il est donc bien imprudent de se baser sur la surdité pour affirmer qu'il y a abcès du cerveau.

Mais le seul symptôme qui ait quelque valeur au point de vue de la localisation, c'est l'aphasie, que les auteurs notent à peu près constamment quand il s'agit d'abcès siégeant dans le lobe temporal gauche.

Il est difficile de faire la part de la méningite suppurée d'origine otitique avec l'abcès cérébral, car dans les deux cas on trouve des vomissements, des nausées et des phénomènes d'excitation. Y a-t-il suppuration des méninges ou simplement congestion et irritation de voisinage, voilà le point difficile à élucider, d'autant plus que Körner et Schwartz nous apportent des observations où il ne s'agissait que de congestion. Il est vrai que la conclusion pratique à retirer de cette discussion, c'est que s'il ne s'agit que de méningite il faut intervenir de façon précoce, le processus infectieux étant d'abord limité autour du point osseux malade, et s'il n'y a que la méningite suppurée le drainage pourra nous bien hâter la guérison. Évidemment il ne s'agit pas là de méningite à forme suraiguë contre laquelle le chirurgien reste à peu près impuissant, mais de forme atténuée dont l'évolution classique ressemble de fort près à celle d'un abcès.

Dans notre cas du reste, à l'autopsie, il est vrai, nous avons noté la coexistence de pus sous les méninges et en pleine substance cérébrale.

Qu'il s'agisse de méningite suppurée ou d'abcès, la règle opératoire qu'il faut bien mettre en lumière, c'est l'intervention précoce.

Un autre point à élucider dans notre observation, au point de vue symptomatologique, c'est de savoir, puisque nous avons constaté la présence d'une thrombo-phlébite du sinus latéral gauche, s'il y a des symptômes propres à cette complication et devons-nous nous ranger à l'opinion de Poulsen (1) et dire avec lui que c'est une lésion constante lorsqu'une otite moyenne cause la mort par complication intra-crânienne et ne s'agit-il pas là de cas abandonnés à eux-mêmes ayant causé la mort comme le dit Broca.

Il semble bien plutôt qu'il y ait d'abord ostéite atteignant toute l'épaisseur de la gouttière latérale et qu'ensuite un abcès se former entre l'os et la dure-mère, abcès qui va infecter le sinus.

Il est très probable que dans notre cas la thrombo-phlébite du sinus a été consécutive, puisque, lors de la deuxième intervention, où l'on ouvrit l'antre mastoïdien, nous pûmes apercevoir le sinus mastoïdien animé de pulsations.

----

(1) Poulsen. — *Nord Med. Ark.* 1891. Tome XXIII, n°s 8 et 15, Sur 10159 décès, 28 cas de mort par lésions cérébrales ; dans tous ces cas il y avait phlébite.

DIAGNOSTIC

Dans certains nombre d'observations, en raison de certaines allures cliniques spéciales on a pensé à une affection quelconque, ne se rattachant nullement à une lésion auriculaire. C'est ainsi qu'on peut citer le cas de Hanot (1), qui pensa à une tuberculose méningée, bien que son malade fut atteint d'otorrhée chronique. Byron-Bramwell (2) rapporte un cas où l'on trépana un malade qui n'était qu'un urémique. Dans un cas de R. Abbe (3) il s'agissait d'un homme de 44 ans, qui était diabétique, il survient chez lui des troubles cérébraux qui furent facilement attribués à un abcès en raison d'une otite dont le malade était atteint.

Par conséquent le premier point du diagnostic sera la recherche de l'otorrhée. Ce sera en se basant sur les données étiologiques que les symptômes des abcès cérébraux arriveront à acquérir de l'importance.

Il s'agit donc d'une complication endo-crânienne d'une otite.

---

(1) Hanot. — *Arch gén Méd.* 1890, T. II, p. 559.

(2) Byron Bramwel. — *Edinburgh. Med journ*, juin 1894, T. XXXIX, 2ᵉ partie, p. 1081.

(3) Abbe. — A case of hemiplegie, epilepsy, probably diabetic, Sinuclatiny cerebral abscess. Soc. de chirurg. de New-York, 23 avril 1890 : *New-York Med. Journ.*, 9 août 1890, T. LII, p. 150.

S'agit-il d'un abcès, d'une thrombose ou d'une méningite, ou bien certaines de ces complications sont-elles associées, tel est le second point du diagnostic qui doit être envisagé.

Souvent nous n'aurons pas pour faire ce diagnostic de symptôme nettement accusé, pathognomonique de la lésion. Au contraire, la plupart du temps les symptômes ne seront pas nets.

En général, l'œdème n'est pas fréquent par la phlébite, quoique dans plusieurs cas de phlébite qui furent traités chirurgicalement, on avait d'abord exploré le cerveau par la ponction. Est-ce une méningite de voisinage ou bien est-elle suppurée. Souvent il sera bien difficile de se prononcer.

Mais pour l'abcès cérébral, il n'est pas rare de la méconnaître : témoin les cas de G. Marchant (1), de Chipault (2), de Kreschmann (3), d'Annandale (4) ; on est donc bien excusable si l'on n'en fait pas dans certains cas le diagnostic.

Enfin, le chirurgien doit se demander où siège l'abcès.

Est-il extra-duremérien, ou bien siège-t-il en pleine substance cérébrale et dans quelle région du cerveau ?

Souvent il est bien difficile d'affirmer.

Picqué (5) fait remarquer la fréquence des abcès extra-duremériens et aussi la coexistence des abcès encéphaliques proprement dits avec cette variété qui constitue très souvent entre eux une étape intermédiaire.

Picqué, après avoir fait remarquer que les signes classiques peuvent manquer dans ces cas d'abcès extra-duremé-

(1) G. Marchant. — *Gén. Méd.*, Paris, 28 juin 1893, n° 40, p. 414.

(2) Chipault. — *Bull. de la Soc. Anat.* 1888, p. 856.

(3) Kreschmann. — *Münich Med. Woch*, 1893, p. 545.

(4) Annandale. — *Edim. Med. Journ.* 1894, T. XXXIX, 2ᵉ part., p. 901.

(5) Picqué. — Bull. Soc. Chirurg., p. 65. Séance du 1ᵉʳ fév. 1893.

riens, qu'il n'y a souvent que de la douleur et de la fièvre, en arrive à cette conclusion : c'est qu'il faut agir de bonne heure, attaquer d'abord l'apophyse, puis s'attaquer à l'abcès.

En effet cette marche est très nette dans l'observation que nous publions : après la formation d'un abcès extérieur rétroauriculaire et sous-périostique, nous voyons un abcès extra-duremérien, puis le pus traverse les méninges, il se forme un abcès sous-duremérien, enfin la substance cérébrale elle-même s'infiltre, le pus gagne le ventricule gauche et arrive même au ventricule droit.

Hessler (1) a montré que dans les trois quarts des otites accompagnées de lésions encéphaliques mortelles il 'y a eu pachyméningite purulente externe, souvent avec **abcès véritable** situé entre la dure-mère et l'os.

(1) Hessler. — *Arch. f. Klin. Chir.* 1895, T. XXXI, p. 316.

ETUDE DU LIQUIDE CÉPHALO-RACHIDIEN

Parmi les récents travaux parus sur le diagnostic des complications endocràniennes de l'otite moyenne, il faut citer celui de Chavasse (1).

Cet auteur montre l'importance qu'il y aurait à faire dans ces cas l'examen du liquide céphalo-rachidien : les lymphocytes s'observent dans les affections cérébrales à évolution chronique.

Les polynucléés s'observent dans les cas à évolution aiguë ; dans l'hystérie et la neurasthénie le cyto-diagnostic est négatif.

Dans la thrombo-phlébite du sinus et en particulier du sinus latéral, le liquide a sa constitution normale. Sa quantité peut ou non être augmentée.

Dans l'abcès du cerveau et du cervelet et quand l'abcès n'est pas compliqué par une autre affection endo-crânienne et si la poche n'a pas été rompue, le liquide est en général normal, clair et ne donne pas de coagulum.

Dans les méningites bactériennes, le liquide serait en géné-

---

(1) Chavasse. — *Presse Médicale*, 1901, p. 150. A propos du diagnostic des abcès du cerveau.

(2) Chavasse et Mahn. — *Presse Médicale*, 1903, p. 815 La ponction lombaire dans les complications endo-crâniennes des otites

ral trouble, contenant des polynucléaires et, très souvent, des microorganismes divers. La pression avec laquelle il s'écoule serait variable. Dans quelques cas exceptionnels le liquide serait normal.

Il est regrettable que dans notre cas nous n'ayons pas fait plus tôt l'examen du liquide céphalo-rachidien.

En effet, l'examen a eu lieu, mais trop tard. Le liquide re- tiré par la ponction lombaire était clair, assez abondant et contenait des globules de pus.

INDICATION THERAPEUTIQUE
ET TRAITEMENT

« 1° Le diagnostic entre les diverses complications intra-crâniennes de l'otite moyenne purulente, est souvent très obscur.

» 2° Lorqu'on diagnostique un abcès, la plupart du temps on ne peut préciser son siège, et il faut se contenter de probabilités », nous dit Broca.

Mais aujourd'hui il semble bien que le diagnostic non seulement du siège, mais même de l'existence de l'abcès, a une importance moindre qu'autrefois au point de vue de la thérapeutique. En effet, d'après Marion même, dans les cas de méningite il faut intervenir.

Par conséquent intervenir et intervenir d'une façon précoce, telle sera la règle qui devra diriger le chirurgien. Car ici comme ailleurs nous suivrons le vieux précepte.

Mais il faut encore se poser plusieurs questions : 1° où intervenir ? Nous adopterons les divisions de Broca.

a) Il y a un siège extérieurement appréciable, tel que céphalalgie fixe, abcès superficiel, lésions mastoïdiennes, c'est dans ce nombre que rentre notre cas.

b) Il existe un signe fonctionnel de la localisation ; on se basera alors sur les connaissances en topographie crânio-cérébrale.

2° Comment intervenir : *a*) Créer un orifice crânien, soit en trépanant, soit en faisant une crâniectomie large.

b) Rechercher l'abcès qui siège dans le lobe temporal ; pour cela on a proposé plusieurs procédés que vantent leurs auteurs et que l'on classe en procédés :

Pré-auriculaires ;

Sus-auriculaires qui ne diffèrent les uns des autres que par la hauteur du tissu d'élection au-dessus du méat ;

Sus-mastoïdiens, idem ;

Mastoïdiens, qui est préconisé par Broca et qui paraît adopté à l'heure actuelle par la plupart des chirurgiens.

En effet dans ce procédé on ouvre le crâne au point déclive, et cela se fait assez facilement en passant par la voie mastoïdienne, et de cette façon on risque davantage de ne pas tomber sur le gros écueil de cette région, le sinus latéral. De plus, en choisissant cette voie, on désinfecte l'oreille moyenne, source première de l'infection.

On peut, il est vrai, lui reprocher comme l'ont fait Le Fort et Lehmann, d'obliger le chirurgien à travailler dans un puits.

Mais Broca défend son procédé en disant que c'est la voie la plus sûre pour aller tout droit au toit du tympan, et qu'avec tous les autres procédés on entre dans le crâne au-dessus du rocher et qu'on passe au-dessus de l'abcès extra-dural, qu'on laisse se vider tout seul comme il le pourra, c'est-à-dire mal, tandis qu'avec le sien il n'y a pas stagnation de pus.

c) Il n'existe que des accidents encéphaliques diffus. On devra dans ces cas-là explorer le lobe temporal au moyen de ponctions exploratrices et si on ne constate rien dans cette région se diriger sur le cervelet ; voir s'il n'y a pas d'abcès extra-duremérien ou une phlébite du sinus.

On ouvre tout d'abord l'apophyse et la caisse ; s'il y a des points osseux malades, il faudra les curetter, assurer le drainage de ces parties et puis, comme dit Broca, bifurquer en Y pour aller, suivant les lésions, en avant vers le cerveau, en arrière vers le cervelet ; et ainsi, même si la nature exacte de la complication otitique n'a pas été diagnostiquée, nous n'avons pas à nous en préoccuper autrement, nous devons avant tout assurer le drainage de l'oreille et nettoyer apophyse et caisse. Il vaut mieux opérer un malade atteint de méningite suppurée diffuse, que laisser tranquillement dans son lit un malade atteint d'abcès cérébral non diagnostiqué.

Par conséquent, opérer au niveau de l'apophyse, telle semble être la règle, mais Barr (1) prétend que cette voie est dangereuse, car elle expose à la blessure du sinus latéral ; de plus, dit cet auteur, on soumet le crâne à des ébranlements qui seraient capables de provoquer la rupture de l'abcès dans les méninges ou les ventricules.

Or, d'après une statistique de Broca, sur 150 cas de trépanation de l'apophyse, jamais le sinus n'a été blessé, 3 fois seulement le nerf facial fut lésé et 1 seul opéré succomba ; le rocher était complètement détruit.

De plus, Wheller prétend n'avoir jamais constaté l'accident signalé par Barr, à savoir la rupture de l'abcès. En effet, il semble qu'on ne doive pas plus ébranler le crâne avec la trépanation de l'apophyse et de la caisse qu'avec n'importe quelle autre trépanation. Zarniko (2) adopte également ce procédé.

D'autres auteurs conseillent de trépaner la mastoïde pour évacuer le pus de l'oreille et le pus extra-dural, mais de vider l'abcès du cerveau par une deuxième trépanation, faite sur l'écaille. Parmi eux il faut citer Picqué et Terrier, Ball-Chipault, soit parce que l'accès au cerveau est insuffisant par la

---

(1) Barr. — *Brit. Med. Journal*, 1887, T. I, p. 723.
(2) Zarniko. — *Arch. of otol.*, 1871, T. XX, p. 361.

voie mastoïdienne, soit parce qu'il est dangereux de faire communiquer les méninges avec un foyer infecté.

En réalité, la voie qui semble la meilleure, paraît être la voie mastoïdienne. C'est elle qui fut adoptée dans notre cas. On fait une trépanation plus facile, plus sûre, on la conduit de proche en proche, on l'agrandit peu à peu avec le ciseau et la pince-gouge.

D'autre part s'il y a des adhérences, foyers purulents entre le rocher et le cerveau, c'est à travers ceux-ci que l'abcès va être ouvert et drainé.

Dans notre cas on ne pouvait dès le début penser à un abcès, on pouvait penser plutôt à une poussée de méningite.

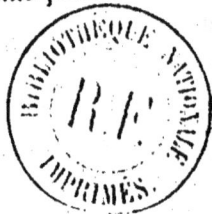

PRONOSTIC ET RESULTATS

Le pronostic des abcès encéphaliques abandonnés à eux-mêmes est constamment mortel, nous dit Broca. Cependant certains auteurs ont publié des observations de guérison spontanée. (Pollack (1), Briegers (2), Braun (3), Routier (4), mais ce sont là seulement des faits cliniques. On n'a pas encore publié une autopsie probante. Ne s'agissait-il pas dans ces cas de simples accidents dus à la rétention du pus dans la caisse par exemple ou bien le pus ne s'est-il pas écoulé par l'oreille, ce qui permet au malade d'entrer dans une période de latence, phénomène qui est bien connu.

Or, par l'intervention précoce, les auteurs admettent qu'on obtient la guérison dans la moitié des cas environ. D'après Körner, sur 55 opérations, 20 guérisons, 26 morts. Heymann trouve 17 guéris et 15 morts sur 32 cas, et Beck 15 guérisons sur 36 cas.

Il faut donc conclure que l'intervention est indiquée.

---

(1) Pollack. — *Wien. Med. Presse*, 5 déc. 1894. N° 49, p. 1873.

(2) Brieger. — Réunion des méd. et nat. all. Vienne 1894; d'abcès. Annal. des mal. de l'oreille et du larynx, 1895, p. 79.

(3) Braun. — Arch. f. Ohrenh. 1889 1890. T. XXIX, p. 161, obs. II.

(4) Routier. — *Bull. et Mém. de la Soc. de Chir.*, Paris 1894, T. XX, p. 826.

CONCLUSIONS

Au point de vue étiologique et pathogénique, il faut examiner une poussée aiguë au cours d'une vieille otorrhée.

Aucun des symptômes n'est pathognomonique, il faut se baser sur leur réunion pour pouvoir affirmer qu'il s'agit d'une suppuration intra-crânienne.

Le diagnostic exact est habituellement difficile.

Le traitement préventif est très important.

Les Compagnies anglaises d'assurances refusent d'admettre les individus atteints d'otite chronique.

L'intervention doit être précoce.

La voie à prendre sera celle qui convient à toutes les complications ; elle nous paraît être la voie mastoïdienne.

BIBLIOGRAPHIE

1883 A. Robin. — Th. d'agrégation en méd., Paris.

1889 J. Lloyd. — Brit. med. Journal. London T. I, p. 894.

— Schwartz. — Arch. f. ohrenh T. XXVII, p. 206 et T. XXXIX, p. 161.

— O. Körner. — Arch. f. ohrenh, T. XXIX, p. 16 et T. XXVIII, p. 169.

— Picqué. — Ann. des mal. de l'or. et du larynx, p. 437.

— N. Pitt. — Brit. med. Journal. T. I, pp. 643, 771 et 827.

— E. Hoffmann. — Deut. med. Woch. Leipzig, n° 48, p. 1082.

— Stocker. — Dublin Journ. of med. sc. T. XC, p. 487.

1891 Berger cité par Laurent. — Journ. de méd. Bruxelles, p. 230.

1892 Forgue et Reclus. — Traité de thérap. chir. T. II, p. 77.

1893 Sainsbury et Roughton. — Lancet. London. T. I, p. 690.

— Morgan. — Lancet. London, p. 439.

— Kreschmann. — Münich med. Wort, p 545.

— Macewen. — Piogénie infective of the brain and spinal cord. Glascow.

1894 Pritchard. — Arch. of. otol. T. XXIII, p. 24.

— O. Körner. — Die. otitischen Erkrankungen des hirns des hirnhaüte und der Blukleiter Frankfurt am Mein.

1892 Chauvel. — In Revue chirurg., p. 756. Sept. consécutives à l'otite moyenne suppurée.

— Picqué et Février. — In Annal. mal. de l'or. et du larynx, p. 883. Contribution à l'étude des abcès intercrâniens d'origine otitique.

— RENÉ LE FORT et J. LEHMANN. — In Gaz. des hôpitaux, p. 337. Des abcès encéphaliques consée. aux otites suppurées.

1893 FEUILLON. — In Rev. chirurg. p. 181. Abcès intra-cérébral dû à une suppuration chronique de l'oreille.

— PICQUÉ et FÉVRIER. — In Bull. et mém. Soc. chir. T. XIX, p. 65.

1894 MIGNON. — In Bull. Soc. chir. Paris, p. 815. Abcès cérébral d'origine otitique.

— LUBET, BARBON et A. MARTIN. — In Presse méd , p. 176. Traitement des suppurations mastoïdiennes.

— POLLAK. — Ann. in Sem. méd., p. 831. Abcès cérébral ab aure lœsa.

— PICQUÉ. — In Gaz. des hôp., p. 1409. Abcès cérébral consécutif à une suppuration de l'oreille.

1895 MIGNON. — In Revue chir., p. 78. Abcès cérébral d'origine otitique.

— MACEWEN. — In Rev. méd., p. CLXXXII. Communication à la British. med.

— PICQUÉ. — Soc. de chir., 2 janvier, in Semaine méd.

— MARCHANT. — In Gazette des hôpitaux, p. 33.

1896 BROCA et MAUBRAC. — Traité de chirurgie cérébrale, p. 267 et suivantes.

— PEYROT. — Société chirurg , 25 nov. In Semaine médicale. Traitement des suppurations chroniques de l'oreille moyenne.

— POULSEN. — Arch. f. Klin. chirurg. LII, 2 et 3. Des complications cérébrales de l'otite moyenne.

— BRUN. — In Bulletin et mémoire Soc. chirurg., 4 nov. Complications cérébrales des otites.

1897 JABOULAY et RIVIÈRE. — Au congrès de chirurg , p. 244. Un cas d'abcès cérébral d'origine otitique.

— LIEUTERT. — In Presse méd., p. 204. Valeur diagnostique de la ponction lombaire dans les complications intracrâniennes de l'otite.

— REYNIER. — In Semaine méd. p. 29. Abcès cérébral consécutif à une otite moyenne.

— DELBET et LE DENTU. — In Traité chirurg. cliniq. et opératoire, p. 412, T. V, a. carter.

— GRADENIGO — In Arch it. div. otologia, vol. V, p. 559.

1898 Mignon — In Revue de chirurgie. Des principales complica-
      tions otitiques des otites moyennes suppurées et de
      leur traitement.

  —   Grunert. — In Arch. f. ohr. 1897, vol. XLIII, n° 2 et 3, p. 81.
      Des suppurations et des abcès extra-duraux d'origine
      otitique.

  —   Marie. — In Semaine méd., p. 218. Abcès du lobe temporal
      gauche.

  -- Danos — Thèse, Paris. Pathogénie des abcès de l'encéphale.

1899 Lequern. — In Revue de chirurgie, p. 717 Trépanation par la
      voie transmastoïdienne pour un abcès sous dure-
      mérien avec méningite.

  —   Schwartz. — In Presse méd. La voie mastoïdienne dans les
      suppurations intracrâniennes consécutives à l'otite
      suppurée.

  -- E. Kirmisson. — In Bull. et mém. Société chirurgie, n° 33,
      14 nov. Abcès du lobe droit du cerveau d'origine
      otitique.

1900 Manu. — In Revue chirurgie, 2, p. 392. Crâniectomie tem-
      poraire dans un abcès du cerveau.

  —   J. Bougle. — Ann. in Ball. et mém. Société anat., Paris, Juill-
      août 1900, p. 762. Abcès cérébral d'origine otitique.

  —   Dieulafoy. — In Bull. de l'Académie de méd., I, p 688. Abcès
      du cervelet. Etude médico-chirurgicale.

  --- Hammerschlag. — Ann. in Gaz hebd. méd. et chir., 8 nov.,
      p. 106. Abcès du cerveau d'origine otitique.

  —   Hoffmann. — Soc. méd. de Greifswald, 9 nov. Abcès du
      cerveau d'origine otitique.

1901 Meckens — In Revue clinique, p. 697. Encéphalite du lobe
      temporal et autres complications des otites.

  —   L. Imbert — In Revue chirurg., p. 846. Deux obs. de chirurgie
      de l'oreille moyenne.

  --- Tournry et Picqué. — In Bull. Soc. chirurg., Paris, p. 915.
      Otite moyenne suppurée à rechutes. Complications
      intra-crâniennes.

  -- Weinrich. — In Deutsche Militaretzel Zeitsche. Mai, p. 280.
      Opération d'un abcès cérébral consécutif à otite chro-
      nique. Guérison.

— Chavasse. — In Presse médicale, p. 150. A propos du diagnostic des abcès du cerveau.

1902 Lermoyez. — In Revue chirurg., 2, p. 645. Abcès cérébral otogène.

— Goris. — In Revue chirurgie, p. 646. Un cas de chirurgie cérébrale pour complications endo-crâniennes d'otite moyenne purulente chronique.

— Laurent. — In Revue chirurgie, 2, p. 646 Abcès du cerveau et du cervelet avec phlébite suppurée du sinus latéral.

— Snydnecker. — Chicago. In Presse méd., p. 442. Suppuration de l'oreille moyenne Diagnostic et pronostic avec ponction lombaire.

1902 P. Barbarin. — In Presse méd., p. 406. Complications graves des otites chroniques.

1903 Chavasse et Mahu. — In Bull. Soc. chirurg., Paris, p. 1175. Complications endocrâniennes des otites.

— — La ponction lombaire dans les complications endo-crâniennes des otites.

— Lermoyez. — In Ann. des mal. de l'oreille, du larynx, etc., p. 46. Abcès otogène du cerveau.

1904 Fauvel. — Ann In arch. gén. méd , p. 1573. Contribution à l'étude des abcès cérébraux d'origine ottique.

1905 Lannois. — In presse méd., p 163. Abcès extra-duremérien du cerveau ouvert spontanément à l'extérieur.

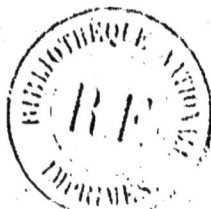

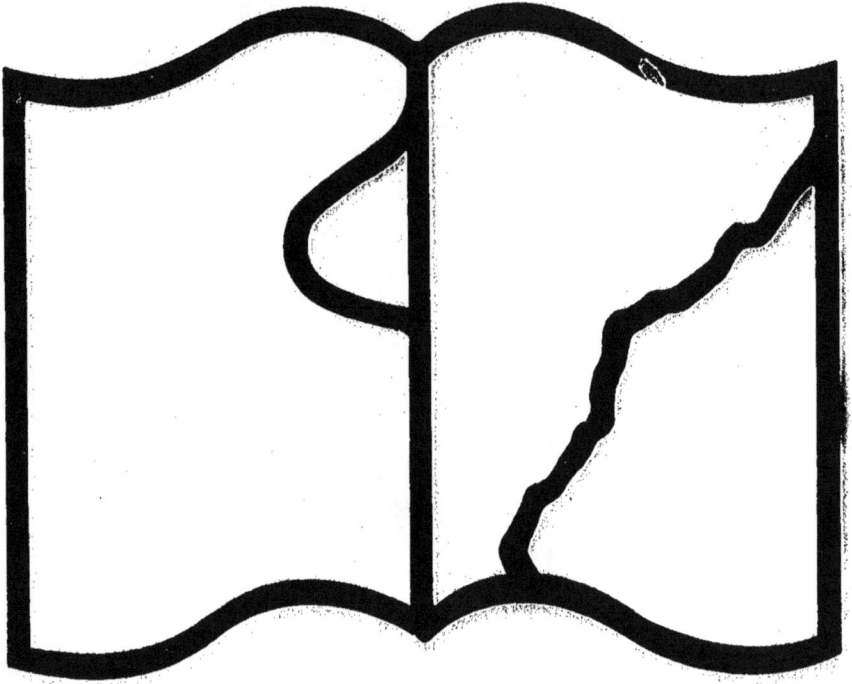

Texte détérioré — reliure défectueuse

NF Z 43-120-11

www.ingramcontent.com/pod-product-compliance
Lightning Source LLC
Chambersburg PA
CBHW071413200326
41520CB00014B/3417